Chakren

DAS HANDBUCH FÜR ANFÄNGER

Inhaltsverzeichnis

EINLEITUNG

Schließe die Augen und stelle dir vor, dein Körper würde mit Energie versorgt. Nicht etwa mit Kalorien, sondern mit purer Lebensenergie. Stelle dir vor, wie die Lebensenergie in dich hineinfließt, sich gleichmäßig in deinem ganzen Körper verteilt und dafür sorgt, dass du gesund und zufrieden bist. Das fühlt sich gut an, nicht wahr? Genau das ist das Prinzip, auf dem die Chakrenlehre, eine alte, alternative Heilmethode, basiert. In den ersten Kapiteln dieses Buches werden dir zunächst die theoretischen Grundlagen zur Lehre und den einzelnen Chakren nähergebracht. Anschließend befassen wir uns mit den gängigsten Methoden der Chakra-Therapie und damit, was diese bewirken kann - und was eben nicht. Gegen Ende des Buches lernst du, wie du den Zustand deiner Chakren einschätzen und mittels Meditation daran arbeiten kannst.

Kapitel 1: Was ist ein Chakra?

Der Begriff "Chakra" beschreibt ein Energiezentrum im menschlichen Körper. Die Mehrzahl "Chakren" steht entsprechend für die Gesamtheit der Energiezentren. Zu Beginn dieses Buches befassen wir uns mit dem Ursprung und den kulturellen Hintergründen der Chakren und sehen uns deren Bedeutung für den menschlichen Körper an.

Ursprung und kulturelle Hintergründe

Hinweise auf Kenntnisse über die Chakren finden sich in zahlreichen Kulturen wieder. Sie spielten und spielen immer noch eine große Rolle in asiatischen, buddhistisch oder hinduistisch geprägten Regionen, waren aber auch den Maya, Hopi und Inka nicht unbekannt. Auch wenn sich Ursprung und Entwicklung der Chakrenlehre heute kaum mehr zurückverfolgen lassen, gehen wir davon aus, dass diese über mehr als 3000 Jahre zurückgeht.

Nicht sicher belegt, aber durchaus annehmbar, ist die Vermutung, dass die Chakrenlehre aus den sogenannten Upanishaden, philosophischen

Schriftstücken des indischen Brahamanismus, hervorgeht. Demnach wäre der Ursprung der Lehre über die Energiezentren in Indien um circa 700 v. Chr. zu finden. Es ist anzunehmen, dass auch in Europa ein gewisses Grundwissen über Chakren vorhanden war, das allerdings mit der Verbreitung des Christentums verloren ging. Erst im 18. Jahrhundert brachten große Denker und Schriftsteller, wie Johann Wolfgang von Goethe und Rudolf Steiner, die Thematik zurück, indem sie diese in Büchern aufgriffen und das Wissen um die Chakren so neu verbreiteten. Heute verfügen wir, dank Globalisierung und Digitalisierung, auch in Europa über ein sehr fundiertes, umfassendes Wissen rund um die Chakren und die Energiearbeit erlebt einen deutlichen Aufschwung.

Bedeutung für den Körper

Chakren sind feinstoffliche Energiewirbel, die im menschlichen Körper verteilt sind, das System mit Energie versorgen und dafür sorgen, dass diese dorthin fließt, wo sie gebraucht wird. Wenn hier von Energie gesprochen wird, ist natürlich kein Strom und auch nicht direkt Kraft gemeint. Es geht um Lebensenergie, auch Prana oder Ki genannt. Die Chakren sind über Kanäle miteinander verbunden, wobei jedes Chakra für einen Bereich des Körpers zuständig ist.

Sind Chakren blockiert, kann die Energie nicht frei fließen. In der Folge kommt es zu einer Unterversorgung bestimmter Bereiche, die sich in körperlichen und psychischen Beschwerden äußert.

Menschen, die an die Chakrenlehre glauben, sind überzeugt davon, dass unser Körper ohne funktionierende Chakren nicht lebensfähig wäre. Demnach bildet sich das erste Chakra schon im Mutterleib und zwar im Moment der ersten Zellteilung. Mit dem Wachstum des Fötus wächst auch das Chakra und neue Chakren entstehen. Bei der Geburt ist das Kind bereits mit sieben Chakren ausgestattet, die allerdings noch nicht aktiviert sind.

In den ersten sieben Lebensjahren soll jeweils ein Chakra pro Jahr aktiviert werden und seine volle Tätigkeit entfalten. Umgekehrt verhält es sich im Todesfall. Stirbt ein Mensch, trennen sich die Chakren genau im Moment des Todes vom physischen Körper und fallen in sich zusammen. Daraus ergibt sich, dass es zu keinem Zeitpunkt ein Lebewesen gibt, das nicht über Chakren verfügt. Somit sind die Chakren untrennbar mit dem Leben verbunden.

KAPITEL 2: DAS SYSTEM DER SIEBEN - DIE SIEBEN HAUPTCHAKREN

Dieses Buch befasst sich hauptsächlich mit dem sogenannten "System der Sieben". Dieses System der Energielehre konzentriert sich auf sieben Hauptchakren, die sich körperlich quasi entlang der verlängerten Wirbelsäule befinden. In diesem Kapitel stellen wir die Hauptchakren einzeln vor und beleuchten deren Eigenschaften und Bedeutung.

Das erste Chakra: das Wurzelchakra

Das Wurzelchakra wird auch Muladhara, übersetzt "Wurzel" oder auch "Stütze", oder Basischakra genannt.

Symbol

Das Wurzelchakra wird von einer vierblättrigen Lotusblüte symbolisiert. Es steht für die Verbindung des menschlichen Körpers zur Erde, die Verwurzelung und die Sicherheit.

Lage und Energieaufnahme

Es befindet sich auf Höhe des Steißbeins und ist nach unten hin geöffnet. Es nimmt also Energie von unten auf.

Bedeutung für den Körper

Mit dem Basischakra werden Zähne, Nägel, Knochen, Prostata, Darm, Blut, Nebenniere und Milz, sowie die Hormone Cortison, Adrenalin, Noradrenalin und Aldosteron in Verbindung gebracht.

Aktivität

Menschen, deren Wurzelchakra aktiviert ist, strotzen häufig vor Lebenskraft, fühlen sich sicher und geborgen in der Welt und besitzen ein starkes Urvertrauen. Sie stehen mit beiden Beinen im Leben, fühlen sich der Erde verbunden und sind nicht so leicht aus dem Gleichgewicht zu bringen. Sie haben einen stabilen Knochenbau, gesunde Zähne, starke Nägel und eine optimal funktionierende Verdauung.

Anzeichen einer Blockade

Ist das Basischakra blockiert, zeigt sich dies rein körperlich durch Probleme mit den Knochen, zum Beispiel Osteoporose, schlechte Zähne, eine gestörte Verdauung (in der Folge unter anderem Verstopfung, Durchfall und Magenkrämpfe), Blutarmut, einen instabilen Blutdruck und allergische Beschwerden. Betroffene fühlen sich matt und schlapp, haben wenig Energie und starke existenzielle Ängste. Sie haben wenig Vertrauen in die Welt und das Leben und leiden daher nicht selten an Depressionen, Angststörungen, Phobien und Panikattacken. Ihren Mitmenschen gegenüber sind sie stets misstrauisch und brauchen dementsprechend lange, um sich öffnen und Kontakte knüpfen zu können. Sie haben manchmal Schwierigkeiten, eine eigene Persönlichkeit zu entwickeln und werden dann zum sprichwörtlichen "Fähnchen im Winde".

Das zweite Chakra: das Sakralchakra

Auf das Wurzelchakra folgt das Sakralchakra, das auch unter den Bezeichnungen Svadhisthana, zu Deutsch "Lieblichkeit", und Sexualchakra bekannt ist.

Symbol

Eine sechsblättrige Lotusblüte repräsentiert dieses Chakra, das für Sinnlichkeit, Erotik, Sexualität und den natürlichen Fluss des Lebens steht.

Lage und Energieaufnahme

Das Sakralchakra ist unterhalb des Bauchnabels, knapp über den Geschlechtsteilen zu finden und ist nach vorne hin geöffnet.

Bedeutung für den Körper

Allgemeinhin ist das Sexualchakra für die Körperflüssigkeiten, also Blut, Schweiß, Tränen, Urin, Verdauungssäfte und Sperma, zuständig. Es wirkt sich auf Eierstöcke und Hoden aus und beeinflusst die Ausschüttung der Hormone Testosteron, Östrogen und Progesteron.

Aktivität

Ist das Sakralchakra aktiviert, sorgt es für Lebensfreude und Schaffensdrang. Solche Menschen leben Ihre sexuellen Bedürfnisse und Vorlieben ungehemmt, aber in gesundem Umfang, aus, sind dabei selbstbewusst und strotzen vor sexueller Energie. Daher wirken sie oft besonders anziehend auf ihr Gegenüber. Sie bauen mit Leichtigkeit Bindungen auf und sind gegenüber dem anderen Geschlecht nicht weniger zutraulich, als gegenüber dem eigenen. Sie wollen das Leben in vollen Zügen genießen, können sich für viele Dinge begeistern und sind häufig sehr kreativ. Die künstlerischen Werke, die sie schaffen, spiegeln meist ihre eigene Lebenslust wider.

<u>Anzeichen einer Blockade</u>

Eine Blockade des Sexualchakras kann zum einen zu sexuellem Desinteresse und großen Hemmungen, zum anderen aber auch zu übertriebenem Sexualtrieb, Nymphomanie und Sexsucht führen. Kennzeichnend ist ein ungesunder Umgang mit der eigenen Sexualität. Betroffene haben mit Schuldgefühlen zu kämpfen, verspüren schnell große Eifersucht, leiden unter Stimmungsschwankungen und fühlen sich kraft- und machtlos. Andererseits kann es aber auch zu innerer Unruhe und einem Gefühl des Getriebenseins kommen. Auf körperlicher Ebene äußert sich ein blockiertes Sexualchakra in Menstruationsbeschwerden, Erkrankungen von Gebärmutter, Eierstöcken, Hoden oder Prostata, Pilzerkrankungen an den Geschlechtsteilen, Blasen- und Harnwegsinfektionen, sowie Schmerzen an Lendenwirbelsäule und Hüfte.

Das dritte Chakra: das Solarplexuschakra

Das Solarplexuschakra ist das dritte der sieben Hauptchakren und heißt auch Manipura oder Nabelchakra.

Symbol

Das Symbol für das Nabelchakra ist die zehnblättrige Lotusblüte. Das dritte Chakra steht für die Persönlichkeit, die Lebensgestaltung, Lebenserfahrung, sowie für persönliche Wünsche und Ziele.

Lage und Energieaufnahme

Das Solarplexuschakra ist knapp über dem Nabel auf Höhe des Magens zu finden und nach vorne hin geöffnet.

Bedeutung für den Körper

Dieses Chakra versorgt Milz, Leber, Magen und Galle, sowie das vegetative Nervensystem und den gesamten Verdauungstrakt mit Lebensenergie. Es ist verantwortlich für ein gutes Sehvermögen und wirkt sich außerdem auf Bauchspeicheldrüse und Leber aus.

Aktivität

Menschen, die ihre innere Mitte gefunden haben und genau wissen, wer sie sind, verfügen meist über ein gut aktiviertes Nabelchakra. Sie haben eine starke, ausgeprägte Persönlichkeit, kennen ihre Stärken und

Schwächen und wissen damit umzugehen. Sie sind nervenstark, entscheidungsfreudig und vertrauen auf ihre Intuition, sodass sie oftmals "aus dem Bauch heraus" handeln. Sie gehen selbstbewusst durchs Leben, haben Vertrauen in ihre eigenen Fähigkeiten und scheuen sich nicht, sich Ziele zu setzen und diese zu verwirklichen. Sie strahlen Lebendigkeit und Tatendrang aus, können sich voll und ganz in eine Tätigkeit stürzen und profitieren meist von einem tiefen, erholsamen Schlaf.

<u>Anzeichen einer Blockade</u>

Weiß man nicht, wer man ist und hat große Schwierigkeiten, die eigene Persönlichkeit zu erkennen und zu akzeptieren, kann dies an einem blockierten Solarplexuschakra liegen. Derartig blockierte Menschen, wirken nach außen oft gefühlskalt, geben sich überaus ehrgeizig bis hin zu machtbesessen und verfolgen ihre Ziele, ohne Rücksicht auf Verluste. Wutanfälle und Gefühlsblockaden sind typisch. Dahinter verbirgt sich ein sehr schwaches Selbstbewusstsein, gepaart mit großer Unsicherheit, was diese Menschen in der Folge schlecht schlafen lässt. Neben Magenerkrankungen, Sodbrennen, Verdauungsproblemen, Diabetes, Nervenerkrankungen und Störungen der Leber-, Milz- und Gallenfunktion, sind auch Essstörungen keine Seltenheit.

Das vierte Chakra: das Herzchakra

Anahata, das Herzchakra, ist das vierte der Hauptchakren. Anahata bedeutet so viel wie "unbeschädigt".

<u>Symbol</u>

Das Symbol für das Herzchakra ist die zwölfblättrige Lotusblüte. Das Anahata Chakra ist der Sitz der Liebe, der Selbstlosigkeit, der Hingabe und des Mitgefühls. Auch die Heilung und die Schönheit der Natur werden mit dem Herzchakra in Verbindung gebracht.

<u>Lage und Energieaufnahme</u>

Der Name verrät bereits, wo sich dieses Chakra befindet: Es liegt auf Herzhöhe und ist nach vorne hin geöffnet.

<u>Bedeutung für den Körper</u>

Das Herzchakra ist für das Herzkreislaufsystem, die Thymusdrüse und das Immunsystem zuständig. Auch der Tastsinn wird von ihm beeinflusst.

<u>Aktivität</u>

Wer selbstsüchtiges Verhalten und Denken überwindet und in der Lage ist, bedingungslos und ohne Hintergedanken zu lieben, hat höchstwahrscheinlich ein ideal aktiviertes Herzchakra. Diese Menschen verfügen über jede Menge Empathie, können sich sehr gut in andere hineinversetzen und haben großes Mitgefühl. Fremden Kulturen und andersdenkenden Personen begegnen sie mit Toleranz und Respekt und auch ihre eigenen Fehler und Schwächen können sie wertschätzend behandeln und akzeptieren. Sie strahlen Wärme aus, geben sich meist liebevoll und den Menschen zugewandt und schließen daher schnell neue Freundschaften. Aufgrund ihres Altruismus müssen Menschen mit aktiviertem Herzchakra aufpassen, damit ihre Großzügigkeit und ihr Mitgefühl nicht ausgenutzt werden.

<u>Anzeichen einer Blockade</u>

Liegt eine Blockade des Herzchakras vor, hat der betroffene Mensch Probleme, Liebe zuzulassen und oftmals die Vorstellung, einfach nicht liebenswert zu sein. Zudem fällt es ihm selbst schwer, Liebe für andere zu empfinden, weshalb er kalt und gefühllos wirken kann. So kommt es zu Beziehungsproblemen, Isolation und Einsamkeit, was wiederum die zuvor genannten Empfindungen gefühlt bestätigt und häufig in Verbitterung mündet. Zu den körperlichen Beschwerden, die mit einem blockierten Herzchakra einhergehen, gehören hoher oder niedriger Blutdruck, Asthma und Atembeschwerden, koronare Herzerkrankungen, Durchblutungs- und Herzrhythmusstörungen, Hauterkrankungen, Allergien und Rheuma in den Händen und Armen.

Das fünfte Chakra: das Halschakra

Das Halschakra wird auch Kehlchakra oder Visuddha genannt. Visuddha bedeutet "reinigen".

<u>Symbol</u>

Das fünfte Chakra wird am Symbol der sechzehnblättrigen Lotusblüte erkannt und steht für die Kommunikation, die Kreativität, die innere Stimme und die Inspiration.

Lage und Energieaufnahme

Zu finden ist das Halschakra, das nach vorne hin geöffnet ist, auf der Höhe des Kehlkopfes.

Bedeutung für den Körper

Das Halschakra steht in Zusammenhang mit dem Hals, dem Nacken, dem Kiefer, den Bronchien, der Schilddrüse, der Speiseröhre und den Stimmbändern und wirkt sich auf den Gehörsinn aus.

Aktivität

Ein aktiviertes Halschakra erkennt man an einem Menschen, der sich äußerst gut ausdrücken kann und dem es leichtfällt, seine Gefühle und Gedanken verständlich in Worte zu fassen. Ein solcher Mensch ist nicht nur wortgewandt und ein begabter Geschichtenerzähler, sondern auch ein guter Zuhörer. Er wählt seine Worte bewusst, spricht oft sehr melodisch, verfügt über eine Stimme, die von anderen als angenehm empfunden wird und ist in vielen Fällen mit einem musikalischen Talent gesegnet.

Anzeichen einer Blockade

Tut man sich schwer damit, die richtigen Worte zu finden, verhaspelt sich oft oder traut sich erst gar nicht, den Mund aufzumachen, kann das an einem blockierten Halschakra liegen. Betroffene leiden häufig an Sprachstörungen, wie zum Beispiel Stottern, sind schüchtern und gehemmt und melden sich selten von sich aus zu Wort, sondern reden nur, wenn sie gezielt aufgefordert werden. Manchmal haben sie auch Probleme, ihrer inneren Stimme zu lauschen und wissen daher gar nicht, was sie bewegt und was zur Sprache gebracht werden sollte. Körperlich äußert sich eine Blockade des fünften Chakras durch Halsschmerzen, Entzündungen von Mandeln, Zahnfleisch, Kiefer und Mundhöhle, Schmerzen in der Halswirbelsäule, sowie in Nacken und Schultern und eine gestörte Schilddrüsenfunktion.

Das sechste Chakra: das Stirnchakra

Alternative Begriffe für das Stirnchakra sind "Drittes Auge" oder Anaja, wobei Anaja zu Deutsch "wahrnehmen" bedeutet.

<u>Symbol</u>

Symbolisiert wird das Stirnchakra von der sechsundneunzigblättrigen Lotusblüte. Hier sitzen Geist und Verstand, Erkenntnis, Intuition, Gedankenkraft und übersinnliche Wahrnehmungen.

<u>Lage und Energieaufnahme</u>

Das "dritte Auge" ist auf der Stirn, genauer gesagt zwischen den Augenbrauen, zu finden und nach oben hin geöffnet.

Bedeutung für den Körper

Die Aufgabe des Stirnchakras ist die Versorgung des zentralen Nervensystems mit Lebensenergie.

Aktivität

Personen, die über ein aktiviertes Anaja Chakra verfügen, haben meist ein gutes Gedächtnis und können sich besonders gut konzentrieren. Sie können ihrer ausgeprägten Intuition vertrauen, erfahren Selbsterkenntnis und entwickeln nicht selten übersinnliche Fähigkeiten, wie zum Beispiel die Fähigkeit zur Telepathie. Sie haben eine rege Fantasie, können sich eigentlich alles vorstellen und in Gedanken selbst komplexe Vorgänge oder Strukturen verbildlichen. Wer ein aktiviertes Stirnchakra hat, hat, wie man so schön sagt, den "sechsten Sinn".

Anzeichen einer Blockade

Lern- und Konzentrationsschwächen, sowie Wahnvorstellungen, starker Aberglaube, viele Ängste und Schizophrenie deuten auf ein blockiertes "drittes Auge" hin. Betroffene haben kaum Vorstellungskraft, empfinden das Leben manchmal als sinnlos und leiden unter starker innerer Unruhe. Rein körperlich ist eine Blockade des Stirnchakras unter anderem an häufig auftretenden, heftigen Kopfschmerzen, Migräne, Erkrankungen der Augen und Ohren, langanhaltenden Erkältungen, Gehirnerkrankungen und Störungen des Nervensystems zu erkennen.

Das siebte Chakra: das Kronenchakra

Das Kronenchakra wird auch Scheitelchakra oder Sahasrara , was "tausendfach" bedeutet, genannt.

<u>Symbol</u>

Symbolisch wird das siebte Chakra durch die tausendblättrige Lotusblüte dargestellt. Es steht für die Verbindung zu und die Einheit mit dem universellen Sein, sowie für die höchste Vollendung.

<u>Lage und Energieaufnahme</u>

Das Kronenchakra ist das einzige der sieben Hautpchakren, das nicht körperlich festgemacht werden kann, da es außerhalb des Körpers liegt. Es befindet sich etwa einen Zentimeter über dem Scheitel und ist nach oben hin geöffnet.

<u>Bedeutung für den Körper</u>

Das Scheitelchakra wirkt sich auf die Produktion der Hormone Melatonin und Serotonin, sowie auf die Körpergröße aus.

<u>Aktivität</u>

Menschen, deren Kronenchakra aktiviert ist, haben ein gutes Verständnis für spirituelle Dinge und Empfindungen und sind von einem tiefen inneren Frieden erfüllt. Diese Personen schaffen es, sich selbst zu verwirklichen und von weltlichem Ballast zu befreien. Sind auch alle anderen Chakren aktiviert, sind die Voraussetzungen für das Erreichen der Erleuchtung gegeben.

Ist man stark an materielle Dinge und Werte gebunden, glaubt nicht an die Schöpfungskraft und kann wenig bis gar nichts mit Spiritualität anfangen, liegt die Vermutung nahe, dass man unter einem blockierten Kronenchakra leidet. Körperlich geht dieser Zustand mit Immunschwäche, Nervenerkrankungen, Multipler Sklerose, Lähmungen und Krebs einher, während auf psychischer Ebene Schlafstörungen, Unzufriedenheit, Leeregefühle und Erschöpfung auftreten. Betroffene fühlen sich häufig innerlich dumpf und taub, erfahren tiefen Weltschmerz und empfinden das Leben häufig als sinnlos und trist.

KAPITEL 3: DAS ATLANTISCHE 12-CHAKRA-SYSTEM

Neben dem, eben beschriebenen, "System der Sieben", gibt es hauptsächlich ein weiteres Chakren-System, das auch im europäischen Raum vereinzelt Anwendung findet: Das atlantische 12-Chakra-System. Wie der Name schon sagt, kommen hier zu den sieben Hauptchakren, die wir bereits kennen, fünf weitere Chakren hinzu, auf die wir im Folgenden kurz eingehen.

Der Erdstern

Der Erdstern befindet sich mittig der Füße mit einem Abstand von 10 cm nach unten und geht daher dem Wurzelchakra voraus. Dieses Chakra stellt eine starke Verbindung zum Boden her und sorgt so dafür, dass man nicht "abhebt".

Das Kausalchakra

Das Kausalchakra, das auch Hinterkopfchakra genannt wird, ist über dem Hinterkopf zu finden und drängt liegt entsprechend knapp über dem Kronenchakra. Das

Kausalchakra soll unter anderem die geistige Verbindung und die Kommunikationsfähigkeit zur geistigen Welt verbessern. Ein aktiviertes Kausalchakra soll den Menschen dazu befähigen, Botschaften aus anderen Sphären zu empfangen.

Das Seelensternchakra

Dieses zusätzliche Chakra folgt auf das, uns bereits bekannte, Kronenchakra und ist etwa 15 cm über dem Scheitelpunkt zu finden. Hier sitzt das höhere Selbst, Der Seelenstern kann nur arbeiten, wenn auch der Erdstern aktiviert ist. Der Erdstern und das Seelensternchakra sorgen zusammen für ein energetisches Gleichgewicht.

Das Sternentorchakra

Dieses Chakra liegt ganze 30 cm über dem Scheitel und stellt die direkte Verbindung zum Universum und den Zugang zu Gottes Licht dar. Ist das Sternentorchakra aktiviert, erreicht der Mensch das höchste Bewusstsein.

Wie dir vielleicht aufgefallen ist, ist das atlantische 12-Chaktra-System doch recht stark esoterisch, weshalb den meisten Menschen das System der sieben mehr zusagt. Aus diesem Grund haben wir uns entschieden, uns im weiteren Verlauf dieses Buches auf das System der Sieben zu konzentrieren und das 12-Chakra-System außen vor zu lassen.

KAPITEL 4: DIE FARBEN

DER CHAKREN

"Chakren haben Farben?" magst du dich jetzt vielleicht fragen. Was zunächst seltsam klingen mag, ist ein großer Bestandteil der Chakrenlehre, den wir in diesem Kapitel erklären.

Was haben Farben mit der Chakrenlehre zu tun?

Bestimmt hast du schon einmal den Begriff "Aura" gehört. Jeder Mensch hat eine Aura, die ihn umgibt. Ein Chakra Therapeut kann die Farben der Aura wahrnehmen und aus ihnen wiederum sein weiterführendes Behandlungsverfahren ableiten. Dabei besteht ein enger Zusammengang zwischen der Aura und den Chakren. Denn genau diese spiegeln sich über die Aura wider. Ist ein Chakra blockiert oder bestehen Disharmonien zwischen den Chakren, verändert sich deren Farbe.

Die Farben der sieben Hauptchakren

Jedes Chakra hat seine eigene Farbe, die es im natürlichen, aktivierten Zustand annimmt. Das Wurzelchakra ist dunkelrot, das Sakralchakra orange und das Solarplexuschakra gelb. Das Herzchakra verbindet die Farben Rosa und Grün, während das Halschakra hellblau ist. Dem Stirnchakra ist die Farbe Indigo zugeordnet und das Kronenchakra ist an den Farben Violett, Weiß und Gold zu erkennen. Dem stehen sogenannte Heilfarben entgegen, die sich positiv auf die einzelnen Chakren auswirken können. Wurzel- und Sakralchakra werden mit Blau behandelt, das Solarplexuschakra mit Grün, das Herzchakra mit Blau und Gold, das Halschakra mit Gelb und Orange und das Stirnchakra mit Orange und Grün. Lediglich was das Kronenchakra betrifft, ist keine farbliche Heilung möglich.

KAPITEL 5:

CHAKRENARBEIT – SINN

UND ARBEITSMETHODEN

Sinn und Zweck der Arbeit mit den Chakren ist stets das Lösen von Blockaden und Disharmonien, der energetische Ausgleich und das Aktivieren der Chakren. Dabei kommen unterschiedliche Arbeitsmethoden zum Einsatz, die wir uns nun genauer ansehen.

Arbeit mit Energie

Chakrenarbeit ist Energiearbeit. Ein typisches Beispiel für das Arbeiten mit Energie über die Chakren ist die Reiki Methode. Nachdem die Beschwerden des Patienten besprochen sind, legt der Behandelnde seine Hände an bestimmten Punkten des Körpers auf. Auf diese Weise kann er Blockaden erkennen und diese durch gezielten Einsatz der Lebensenergie, die er in seinen Händen konzentriert, lösen.

Arbeit mit Licht

Bei der Lichtarbeit wird die sogenannte "Lichtessenz des Göttlichen" genutzt, um komplizierte Lebensthemen zu bearbeiten und die Chakren in Einklang zu bringen. Lichtarbeiter verstehen sich keineswegs als simple Therapeuten, sondern sind oft überzeugt davon, in Gottes Auftrag zu handeln und die Fähigkeit zu besitzen, auf die feinstoffliche Ebene, also auch auf die Chakren, einwirken zu können. Sie sehen ihren Beruf als Mission und glauben, dass sie durch ihre Fähigkeiten nicht nur den Menschen, sondern auch dem Planeten helfen.

Arbeit mit Steinen

Bei den bereits beschriebenen Arbeitsmethoden kommen oftmals zusätzlich spezielle Heilsteine zum Einsatz. Praktizierende gehen davon aus, dass bestimmte Heilsteine Schwingungen auf hoher Frequenz aussenden und somit auf die Chakren einwirken können. Jedem Chakra sind Edelsteine zugeteilt, die in diesem Bereich besonders wirkungsvoll sein sollen.

Das Wurzelchakra: rote Koralle, Rubin und Granat

Das Sakralchakra: Feueropal und Orangencalcit

Das Solarplexuschakra: Bernstein und Tigerauge

Das Herzchakra: Rosenquarz, Malachit und grüner Turmalin

Das Halschakra: Chalcedon, Aquamarin und hellblauer Topas

Das Stirnchakra: Saphir und Lapislazuli

Das Kronenchakra: Amethyst, Bergkristall und violetter Flourit

Der entsprechende Stein wird auf die Stelle am Körper aufgelegt, an der das Chakra liegt, das bearbeitet werden soll.

Arbeit mit Kräutern

Beliebt unter Energiearbeitern ist auch der Einsatz von Kräutern, Beeren und Pulvern, um die Chakren zu aktivieren und Blockaden zu lösen. Genau wie bei den Heilsteinen, sind auch hier bestimmte Kräuter bestimmten Chakren zugeordnet.

Das Wurzelchakra: Shilajit (Kräutermischung, die aus dem Harz des Himalayas gewonnen wird)

Das Sakralchakra: Schizandra Beeren

Das Solarplexuschakra: Kiefern Pollen

Das Herzchakra: Reishi Pilz

Das Halschakra: Seetang

Das Stirnchakra: Gotu Kola
(Kraut, das traditionell von Hindus verwendet wird)

Das Kronenchakra: Salbei

Die Kräuter werden entweder verräuchert oder aber tatsächlich zum Verzehr verschrieben.

Während manche Therapeuten der Auffassung sind, dass nur ihre eine strikte Methode wirklich funktioniert und den anderen Methoden sehr skeptisch gegenüberstehen, haben andere kein Problem damit, mehrere Arbeitsweisen miteinander zu kombinieren.

KAPITEL 6:

EINSATZGEBIETE DER

CHAKRA ARBEIT

Nachdem du nun einen Einblick in die Welt der Chakren bekommen hast, fragst du dich wahrscheinlich, was genau dir dieses Wissen nützt, beziehungsweise wozu die Arbeit mit den Chakren gut sein kann. In diesem Kapitel sehen wir uns an, in welchen Situationen Chakra Arbeit nützlich ist und was dadurch bewirkt werden kann.

Körperliche Aspekte

Da Chakren, wie beschrieben, mit Organen und Drüsen in Verbindung gebracht werden und Blockaden körperliche Beschwerden hervorrufen können, können diese Beschwerden im Umkehrschluss durch Chakra Arbeit gelindert oder sogar geheilt werden. Hierbei wird hauptsächlich die klassische Energiearbeit angewandt. Bei folgenden Krankheiten wird gerne an der Aktivierung der Chakren, dem Lösen von Blockaden und dem Ausgleich von Disharmonien gearbeitet:

- Allergien

- Asthma und Erkrankungen der Atemwege

- Durchblutungsstörungen

- Erkältungen und Fieber

- Hautkrankheiten

- Herz-Kreislauferkrankungen

- Immunschwäche

- Muskelverspannungen

- Sodbrennen

- Stoffwechselstörungen

- Störungen des Magen-Darm-Trakts

Psychische und emotionale Aspekte

Wie du bereits weißt, wirken sich Disharmonien und Blockaden der Chakren auch auf psychischer Ebene aus. Hier werden folgende Beschwerdebilder behandelt:

- Allgemeine Unzufriedenheit

- Angststörungen und Panikattacken

- Antriebslosigkeit

- Essstörungen

- Freudlosigkeit und Depression

- Innere Unruhe und Nervosität

- Schlafstörungen

- Starke Verlust- oder Bindungsängste

Weitere Aspekte

Auch abseits des pathologischen Bereiches finden Chakra Behandlungen Anwendung. Hier sind folgende Zielsetzungen gängig:

- Akzeptieren der eigenen Schwächen

- Bewusstseinserweiterung

- Entfaltung des Potenzials

- Erkennen der eigenen Stärken

- Erkennen des Göttlichen

- Förderung der Kreativität

- Förderung der Selbstverwirklichung

- Förderung des Vertrauens in den Sinn des Lebens

- Spirituelle Entwicklung

- Steigerung der Entscheidungsfreudigkeit

- Stärkung der Feinfühligkeit und der Intuition

- Stärkung des Selbstbewusstseins

- Stressabbau

- Verfeinern der Aura

- Verstärkung positiver Gefühle

- Wahrnehmen, Akzeptieren, Verarbeiten und Harmonisieren von Emotionen

Möglichkeiten und Grenzen

Auch wenn viele Menschen, die von der Chakra Arbeit überzeugt sind, davon berichten, dass ihnen auf diesem Wege geholfen werden konnte, liegen bis heute keine hinreichend repräsentativen Studien vor, die die Wirksamkeit dieser Methoden belegen. Es ist eine Sache, sich von einem Chakra Therapeuten beim Entfalten des persönlichen Potenzials oder beim Verfeinern der Aura helfen zu lassen, aber eine ganz andere, bei ernsthaften Erkrankungen auf die Chakra Arbeit zu vertrauen. Therapeuten, die behaupten, chronische Erkrankungen oder drastische Krankheiten, wie zum Beispiel Krebs, durch die Chakra Therapie heilen zu können, sind alles andere als seriös und sollten dringend gemieden werden.

Methoden der Chakra-Arbeit können, in Absprache mit dem behandelnden Arzt, jederzeit zusätzlich zu einer schulmedizinischen Behandlung angewandt werden, sollten aber nicht als Allheilmittel angepriesen werden. Daher lautet mein dringender Appell: Du kannst gerne Chakra-Behandlungen in Anspruch nehmen und deine eigenen Erfahrungen damit machen, solltest ernsthafte Beschwerdebilder aber immer zusätzlich von einem Arzt abklären, einschätzen und behandeln lassen. Schließlich gibt es zahlreiche Behandlungsmethoden, deren Wirksamkeit mehrfach wasserdicht bewiesen wurde, während die Frage nach der Effektivität der Chakra Behandlungen nach wie vor eine Glaubensfrage ist.

KAPITEL 7:

SELBSTEINSCHÄTZUNG DER

EINZELNEN CHAKREN -

EINE ANLEITUNG

Natürlich kannst du, als Laie, keine Chakra Behandlung an dir selbst durchführen und den Zustand deiner Chakren auch nicht unbedingt zuverlässig einschätzen. Dennoch kannst du dir einen groben Überblick darüber verschaffen, indem du dir ehrlich ein paar Fragen beantwortest. Die Antworten liefern dir Hinweise darauf, wie gut aktiviert deine einzelnen Chakren sind und ob möglicherweise eine Blockade vorliegen könnte.

Fragen zum Wurzelchakra

- Wie wichtig sind mir Geld und Macht?

- Fühle ich mich sicher in der Welt?

- Besitze ich ein Urvertrauen?

- Gibt es Rituale, die mir Halt geben?

- Verfüge ich über Glaubenssätze und feste Werte?

- Bin ich in der Lage, meine Glaubenssätze und Werte zu überprüfen und bei Unstimmigkeit loszulassen?

- Stelle ich Geld über meine Werte oder meine Werte über Geld?

- Fühle ich mich geerdet?

- Habe ich viele Ängste?

- Fühle ich mich häufig unsicher und lasse mich leicht verunsichern?

- Bin ich anderen Menschen gegenüber zugewandt oder eher misstrauisch?

Fragen zum Sakralchakra

- Welchen Stellenwert nimmt Sex in meinem Leben ein?

- Bin ich mir meiner Sexualität bewusst?

- Fühle ich mich wohl mit meiner Sexualität?

- Führe ich gesunde Beziehungen oder neige ich dazu, Menschen in sexueller Hinsicht auszunutzen oder aber mich ausnutzen zu lassen?

- Kann ich gewisse Suchtverhalten an mir beobachten?

- Ertappe ich mich öfter auf der Suche nach einem "Kick"?

- Würde ich mich als kreativ bezeichnen?

- Kann ich mich für verschiedene Dinge begeistern?

- Kann ich das Leben genießen?

Fragen zum Solarplexuschakra

- Wie stehe ich zu meiner eigenen Person?

- Habe ich eine gefestigte Persönlichkeit?

- Versuche ich ständig, mich zu ändern, zu verbessern oder anzupassen?

- Habe ich Respekt vor mir selbst und meinen individuellen Eigenschaften?

- Weiß ich, wer ich bin?

- Kann ich Zeit allein verbringen, ohne mich einsam zu fühlen?

- Wie gehe ich mit Fehlern meinerseits um?

- Wie wichtig ist mir Ehrlichkeit und wie ehrlich bin ich tatsächlich?

- Bin ich entscheidungsfreudig?

- Kann ich meine eigene Meinung vertreten oder neige ich dazu, die Meinungen anderer zu übernehmen?

- Kann ich andere Meinungen gelten lassen, ohne mich angegriffen zu fühlen?

- Kann ich meine Empfindungen akzeptieren?

Fragen zum Herzchakra

- Stelle ich meine Bedürfnisse eher über die Anderer oder die Bedürfnisse Anderer über meine eigenen?

- Kann ich vergeben?

- Bin ich nachtragend?

- Habe ich emotionale Wunden und bin ich mir deren bewusst?

- Bin ich offen für einen Prozess der Heilung?

- Fällt es mir leicht, Mitgefühl zu empfinden?

- Kann ich meine Schwächen und Fehler akzeptieren?

- Betrachte ich mich selbst und andere liebevoll und wertschätzend?

- Kann ich die Liebe anderer annehmen?

- Halte ich an emotionalem Kummer fest oder strebe ich danach, ihn zu verarbeiten und loszulassen?

- Fällt es mir leicht, Beziehungen aufzubauen und zu pflegen?

Fragen zum Halschakra

- Kann ich meine Gefühle und Gedanken gut in Worte fassen?

- Denke ich, dass ich oft die richtigen Worte für eine bestimmte Situation finde?

- Bin ich kommunikativ?

- Höre ich meine innere Stimme?

- Macht es mir Angst, meine Meinung zu vertreten?

- Bin ich oft schüchtern?

- Nutze ich meine Stimme, um aufzumuntern oder eher um zu verletzen?

- Spreche ich bedacht und melodisch oder eher hektisch und leise?

- Bin ich ein "Lästermaul"?

- Kann man sich auf meine Versprechen verlassen?

Fragen zum Stirnchakra

- Habe ich Vertrauen in das Universum?

- Folge ich meiner Intuition?

- Kann ich mich gut konzentrieren?

- Bin ich vergesslich?

- Habe ich viel Fantasie?

- Strebe ich Selbsterkenntnis an?

- Leide ich unter kreisenden und immer wiederkehrenden Gedanken?

- Sehe ich das große Ganze, ohne die Details aus dem Auge zu verlieren?

Fragen zum Kronenchakra

- Habe ich manchmal Angst vor der Antwort, wenn ich eine Frage stelle?

- Neige ich zu Selbstmitleid?

- Wie wichtig ist mir die materielle Welt?

- Fühle ich mich häufig leer und spüre, dass mir etwas fehlt?

- Ist mein Geist erschöpft?

- Habe ich ein Verständnis für Spirituelles?

- Halte ich den Tod für das Ende?

- Nehme ich die Verbundenheit mit dem Universum wahr?

Die Auswertung der Fragen ist dir überlassen, genauso wie die Schlüsse, die du aus deinen Antworten ziehst. Nutze hierfür die Informationen aus Kapitel 2.

KAPITEL 8: DIE CHAKRA

MEDITATION

Die Meditation ist ein guter Weg, um dich intensiver mit deinen Chakren auseinanderzusetzen, dich ihrer bewusst zu werden, sie zu spüren und letztendlich anzuregen. Dieses Kapitel beinhaltet eine Anleitung für eine einfache Meditation, die alle sieben Chakren anspricht. Du musst allerdings nicht alle Chakren "durchmeditieren". Je nach Bedarf, kannst du die Chakren herauspicken, die du gerade durch eine Meditation ansprechen möchtest.

Vorbereitung

Für diese Meditation solltest du dir mindestens 20 Minuten Zeit nehmen. Suche einen ruhigen Ort auf, an dem du für diese Zeit ungestört bist. Ziehe dir etwas bequemes, z.B. eine leichte Jogginghose und ein weites Oberteil, an und lege unbequeme Kleidungs- und Schmuckstücke, wie Schuhe, Ringen oder eine Brille, ab. Mache es dir auf einem angenehmen, aber nicht zu weichen Untergrund in Rückenlage bequem. Das kann ein entsprechendes Sofa, eine Yoga-Matte oder ein dicker Teppich sein. Strecke deine Glieder, lege deine

Arme aus den Schultern heraus ausgestreckt seitlich am Körper ab und schließe die Augen.

Chakra Meditation - Schritt für Schritt

Zuerst konzentrierst du dich auf deinen Atem. Spüre, wie die Luft beim Einatmen in deinen Körper hineinfließt und ihn beim Ausatmen wieder verlässt. Lenke deine Atemzüge in Richtung Bauch und fühle das Heben und Senken deiner Bauchdecke. Bleibe mit deiner Aufmerksamkeit bei deiner Atmung und wechsle nach einigen Atemzügen zur Brustatmung. Sprich: Lenke deinen Atem nun gezielt in die Brust. Spüre wieder genau, wie die Luft deinen Brustkorb beim Einatmen ausfüllt und beim Ausatmen in sich zusammensinken lässt. Nach einigen weiteren Atemzügen lässt du deinen Atem einfach natürlich weiterfließen, ohne ihn bewusst in irgendeiner Weise zu beeinflussen. Nun beginnt die eigentliche Meditation.

Meditation für das Wurzelchakra

Versuche dein Wurzelchakra gedanklich zu lokalisieren. Lenke deine Aufmerksamkeit auf deine untere Wirbelsäule und lasse dort ein rotes, warmes Licht aufleuchten. Spüre die Lebensenergie und beobachte, wie sich das feurige Licht langsam ausbreitet. Visualisiere deine Verbindung zur Erde, indem du dir Wurzeln vorstellst, die dein Basischakra mit dem Erdboden verbinden und dich festigen.

Meditation für das Sakralchakra

Fokussiere das Sakralchakra auf Höhe des Kreuzbeins, bringe genau dort ein kräftiges, orangenes Licht zum Strahlen und lasse ein energievolles Gefühl der Lebensfreude in dir aufkeimen. Stelle dir vor und fühle, wie sich das gleißende Licht in deinem Unterkörper ausbreitet und diesen immer weiter ausfüllt.

Meditation für das Solarplexuschakra

Konzentriere dich auf dein Solarplexuschakra, also auf den Bereich oberhalb deines Bauchnabels und lasse zunächst eine kleine, strahlend gelbe Lichtkugel entstehen. Stelle dir vor, wie diese Kugel deinen Bauchraum mit angenehm warmem Sonnenlicht flutet und lasse zu, dass sich Frieden in dir ausbreitet.

Meditation für das Herzchakra

Lenke deine Aufmerksamkeit zum Herzchakra und versuche zunächst deinen Herzschlag zu spüren. Entzünde gedanklich ein sattes, grünes Licht, das mit jedem Schlag deines Herzens heller und kräftiger leuchtet. Versuche, dich mit diesem Licht von Liebe und Mitgefühl füllen zu lassen und spüre seine heilende Energie in deinen ganzen Körper ausstrahlen.

Meditation für das Halschakra

Fokussiere deinen Hals-Nackenbereich, also den Ort, an dem dein Halschakra liegt. Dort entflammt ein sanftes Licht in klarem hellblau, welches Freiheit und Klarheit mit sich bringt. Visualisiere den blauen Himmel an einem klaren Sommertag und spüre, wie sich Losgelassenheit in deinem Körper breitmacht.

Meditation für das Stirnchakra

Lokalisiere dein Stirnchakra zwischen deinen Augenbrauen und denke an einen tiefblauen Nachthimmel. Erzeuge eine Lichtkugel in genau diesem Blau, die sich, ausgehend von deinem "dritten Auge", vergrößert und sich nach und nach über dein ganzes Gesicht legt. Die Lichtkugel kühlt deine Stirn und erweckt deinen Geist.

<u>Meditation für das Scheitelchakra</u>

Konzentriere dich auf dein Kronenchakra, also auf die Stelle, die sich knapp über deinem Scheitelpunkt befindet und lasse dort ein zartes, violettes Licht erleuchten. Lasse zu, dass dieses reine Licht mit jedem Atemzug kräftiger wird und schließlich durch deinen ganzen Körper strahlt. Visualisiere deine Verbindung zum Übernatürlichen und zum Universum und stelle dir vor, wie Lebensenergie von dort durch das Scheitelchakra in deinen Körper gelangt und ihn mit Ruhe und Gelassenheit erfüllt.

Lasse dir zum Ende der Meditation einige Atemzüge Zeit, um wieder in der Realität anzukommen, öffne langsam deine Augen und bleibe noch kurz liegen, um nachzuspüren, was die Chakra Meditation mit deinem Körper und deinem Geist gemacht hat. Solltest du Gefallen an dieser Art der Meditation finden, kann es sich lohnen, in eine CD mit geführten Chakra Meditationen zu investieren.

KAPITEL 9: FRAGEN UND

ANTWORTEN

Zum Schluss sehen wir uns einige Fragen, die häufig zum Thema gestellt werden, und die dazugehörigen Antworten an:

Ist eine Chakra Therapie für jeden

geeignet?

Prinzipiell gibt es keinerlei Beschränkungen hinsichtlich der Eignung für eine Chakra Therapie. Sowohl Kinder als auch alte und erkrankte Menschen, können von einer solchen Behandlung profitieren. Die Ausnahme stellen Menschen mit schweren psychischen Erkrankungen, wie zum Beispiel Schizophrenie oder Psychosen, dar. Deren Zustand könnte sich durch eine Chakra Therapie potenziell verschlechtern.

Was kostet die Chakra Therapie?

Diese Frage kann nicht pauschal beantwortet werden. Jeder Therapeut gestaltet seine Preise selbst, weshalb die Kosten für eine Therapiesitzung stark schwanken. Durchschnittlich werden, je nach Behandlungsmethode, zwischen 40€ und 100€ pro Stunde berechnet. Die Grenzen nach oben sind allerdings relativ offen.

Woran erkennt man einen seriösen Chakra Therapeuten?

Unter den zahlreichen Personen, die deutschlandweit verschiedene Chakra Behandlungen anbieten, sind sicherlich einige schwarze Schafe zu finden. Daher sollte man bei der Wahl des Therapeuten vorsichtig sein und sich die Zeit lassen, einen umfassenden ersten Eindruck zu gewinnen. Ein seriöser Therapeut verspricht generell keine Wunderheilungen, sondern zeigt auch die klaren Grenzen der Chakra Therapie auf. Er geht auf die Fragen, Sorgen und Bedenken des Patienten ein und bietet ein unverbindliches, im besten Falle sogar kostenloses, Beratungsgespräch an.

Betrügerische Absichten sind unter Umständen schon am Preis zu erkennen. Absolut überzogene Preisvorstellungen, beispielsweise 250€ für eine Behandlung von einer Stunde, deuten auf zwielichtige Absichten hin. Darüber hinaus kann die Website des

Therapeuten Hinweise auf dessen Vertrauenswürdigkeit liefern. Viele Rechtschreibfehler, vage Floskeln statt klarer Aussagen und eine reißerische Aufmachung sollten dich misstrauisch machen. Solltest du beim ersten Gespräch das Gefühl haben, zu einer sofortigen Entscheidung für oder gegen eine Behandlung gedrängt oder geradezu überredet zu werden, solltest du ebenfalls Abstand nehmen und dich auf die Suche nach einem anderen Therapeuten machen. Letztendlich gilt: Mit einem Therapeuten, bei dem du dich wohl fühlst, der dich umfassend informiert und dir ein faires Angebot unterbreitet, kannst du nicht viel falsch machen.

Wie wird man Chakra Therapeut?

Das kommt ganz darauf an, welche Art der Behandlung man erlernen möchte. Grundsätzlich führt der Weg über Schulen und Fernschulen, die sich auf die Arbeit mit Chakren spezialisiert haben. Man arbeitet sich durch Lernmaterialien, nimmt an Seminaren Teil und legt zum Schluss eine Prüfung ab. Wird diese bestanden, erhält man ein Zertifikat. Der Beruf des "Chakra-Therapeuten" ist nicht staatlich anerkannt, sodass ein solches Zertifikat lediglich szeneintern als Bestätigung der Ausbildung auf diesem Gebiet dient.

SCHLUSSWORT

Hoffentlich konnte dir dieses Buch die Grundzüge der Chakrenlehre begreiflich machen und deine Neugier für die Thematik wecken. Vielleicht hast du sogar beschlossen, dich selbst auf eine Chakra Behandlung einzulassen, um deine eigenen Erfahrungen damit zu machen? Ich wünsche dir viel Erfolg dabei!

QUELLEN

https://www.pranahaus.de/shop/themenwelten/chakra#was-ist-eigentlich-chakra

https://www.lichtkreis.at/wissenswelten/chakren-wissen/was-sind-chakren/

https://secret-wiki.de/wiki/Chakrenlehre

http://www.farbenundleben.de/esoterik/chakren.htm

https://www.wegbegleitung-berufung.de/chakra-lehre.html

http://www.heilenmitherz.ch/verschiedene-heiltechniken/chakraausgleich

https://vedanta-yoga.de/chakra-arbeit-yoga-meditation/#Arbeit_mit_den_Chakras

http://www.zentrum-energie-lichtarbeit.de/fuer-dich/behandlungen-und-beratungen/chakrenausgleich.html

https://www.lichtarbeit-verführung.de/bericht20.html

https://spirituellesheilen.eu/heilungsmethoden/energiearbeit/chakren/

http://www.heilenmitherz.ch/verschiedene-heiltechniken/chakraausgleich

https://transinformation.net/7-heilige-kraeuter-fuer-die-aktivierung-und-harmonisierung-der-chakras/

https://www.viversum.de/online-magazin/chakra-steine

https://saschaplanert.de/chakren-arbeit-tiefe-einsichten.html

https://portal.massage-expert.de/massageanleitung/chakra-massage-ablauf/

https://www.lotuscrafts.eu/blog/chakra-meditation/

IMPRESSUM

Text: Copyright © 2019 by Libros Trading Ltd

Business Center

Dubai World Center

P.O. Box 390667

Fotos:
© Vgorbash / https://depositphotos.com/80390492/stock-illustration-woman-silhouette-sitting-in-lotus.html

Wichtiger Hinweis:

Die in diesem Buch enthaltenen Informationen dienen ausschließlich informativen Zwecken und dürfen unter keinen Umständen als Ersatz für eine professionelle Beratung oder Behandlung durch ausgebildete und anerkannte Ärzte angesehen werden. Diese beinhalten keinerlei Empfehlungen bezüglich bestimmter Diagnose- oder Therapieverfahren. Die Inhalte dürfen niemals als eine Aufforderung zur Selbstbehandlung oder als Grundlage für Selbstdiagnosen und -medikation verstanden werden. Die Informationen spiegeln lediglich die Meinung des Autors wieder. Der Autor übernimmt für die Art oder Richtigkeit der Inhalte keine Garantie, weder ausdrücklich noch impliziert.

Sollten Inhalte des Buches gegen geltendes Recht verstoßen, dann bittet der Autor um umgehende Benachrichtigung. Die betreffenden Inhalte werden dann umgehend entfernt oder geändert.

Haftung für Links

Das Buch enthält Links zu externen Webseiten Dritter, auf deren Inhalte wir keinen Einfluss haben. Deshalb können wir für diese fremden Inhalte keine Gewähr übernehmen. Für die Inhalte der verlinkten Seiten ist stets der jeweilige Anbieter oder Betreiber der Seiten verantwortlich. Die verlinkten Seiten wurden zum Zeitpunkt der Verlinkung auf mögliche Rechtsverstöße überprüft. Rechtswidrige Inhalte waren zum Zeitpunkt der Verlinkung nicht erkennbar. Eine permanente inhaltliche Kontrolle der verlinkten Seiten ist jedoch ohne konkrete Anhaltspunkte einer Rechtsverletzung nicht zumutbar. Bei Bekanntwerden von Rechtsverletzungen werden wir derartige Links umgehend entfernen.